LES
DOCTRINES MICROBIENNES

ET

LA THÉRAPEUTIQUE THERMALE

PAR

LE Dʳ G. SCHLEMMER

Médecin consultant au Mont-Dore.

———

PARIS

LIBRAIRIE J.-B. BAILLIÈRE ET FILS

12, RUE HAUTEFEUILLE, PRÈS DU BOULEVARD SAINT-GERMAIN

—

1890

DE L'INFLUENCE

DES

DOCTRINES MICROBIENNES

SUR LA

THÉRAPEUTIQUE THERMALE

EXPOSÉ DE LA QUESTION

PAR LE

Dr G. SCHLEMMER

Secrétaire du Congrès, *rapporteur.*

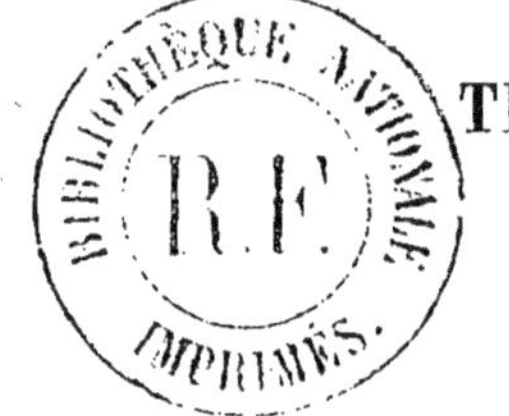

Si les découvertes bactériologiques n'ont donné lieu encore qu'à bien peu de travaux relatifs à la thérapeutique thermale, et si les documents font encore défaut pour établir l'influence des doctrines microbiennes sur les traitements hydrominéraux, il n'est peut être pas, cependant, sans intérêt d'envisager dès aujourd'hui ce sujet; sous quelques aspects divers, et d'en scinder ainsi l'étude en un certain nombre de questions pouvant servir de point de départ à des recherches ultérieures destinées à élucider chacun de ces problèmes.

A. *La thérapeutique thermale offre-t-elle des dangers, en ce qui concerne les micro-organismes qu'on observe dans l'eau minérale?*

Avant d'essayer de formuler une réponse à cette première question, je crois nécessaire de présenter quelque considérations relatives à l'origine des micro-organismes observés jusqu'ici dans les eaux thermales. En dehors des microbes introduits avec l'air jusque dans les profondeurs des galeries au voisinage immédiat des griffons, quelques micro-organismes provenant de l'extérieur peuvent, à la rigueur, entrer en contact avec l'eau minérale à travers le sol. On peut concevoir en effet, dans un terrain granitique, par exemple, l'existence d'une fissure, communiquant avec le trajet de la colonne ascensionnelle, et dans laquelle l'eau minérale s'élèverait quelque peu au-dessus du niveau d'émergence des sources, tout en ne restant séparée de l'atmosphère que par une épaisseur de terrain inférieure à celle que peuvent traverser les microbes;

toutefois si de telles conditions ne sont pas irréalisables, elles sont sans doute tout à fait exceptionnelles. Quant aux conditions de température et de pression qui règnent à l'origine même des sources, elles sont loin d'être encore élucidées, mais il est au moins présumable qu'elles diffèrent notablement des conditions biologiques compatibles avec le développement des espèces actuellement connues. Sans vouloir attacher à des expériences encore très incomplètes plus de valeur qu'il ne convient, je crois intéressant de faire remarquer, à ce propos, que l'eau recueillie à l'aide de pipettes stérilisées, plongées dans le griffon même des sources et brisées à l'intérieur même du courant débité par les fissures des roches dans certaines sources thermales du Mont-Dore, n'a produit généralement aucune culture sur les tubes que j'ai essayé d'ensemencer ainsi avec le Dr Percepied, — alors que l'eau recueillie au voisinage immédiat de cette veine liquide avait offert diverses cultures isolables, analogues à celles que fournissent les plaques ensemencées avec l'air ou avec les eaux communes.

Pour rentrer directement dans mon sujet, je ferai remarquer que, jusqu'ici, aucune observation ni aucune expérience n'ont conduit à attribuer une action pathogène quelconque à ceux des microbes, communs dans l'air ou l'eau ordinaire, qu'on a retrouvés incidemment dans les eaux thermales, ni aux micro-organismes plus spéciaux qui trouvent un milieu particulièrement favorable dans les eaux thermales ferrugineuses (comme les *lephthotrix ocracea*, auxquelles M. Winogradsky attribue une action réductrice sur le sesquioxyde de fer), ou dans les eaux sulfureuses (comme les diverses espèces de sulfuraires, auxquelles MM. Etard, Olivier et Certes ont attribué une action réductrice sur les sulfates, et auxquelles M. Winogradsky ne reçonnaît, au contraire, qu'une action purement oxydante).

Il n'est que juste de signaler ici, parmi les travaux parvenus à ma connaissance entre la rédaction de ce rapport et sa discussion au sein du Congrès, une série d'études entreprises à l'aide des méthodes les plus rigoureuses par M. Eug. Fazio (de Naples) sur quelques eaux ferrugineuses, alcalines ou sulfuro-carboniques d'Italie, d'après lesquelles cet auteur est conduit à conclure que l'on trouve dans les eaux minérales des microbes saprophytes, provenant de l'air ambiant et du sol, et susceptibles d'enrichir diverses eaux de certains principes importants, tels que CO_2 ou H_2S. — Parmi ces microbes, dont l'inoculation est d'ailleurs dénuée de toute action pathogène à l'égard du cobaye, du lapin, du chat et du chien, quelques-uns seulement se retrouveraient d'une manière constante dans certaines eaux (tels que, par exemple, le ferment susceptible de développer la production de CO_2 dans les sources ferrugineuses de Chiatamone); d'autres ne se rencontreraient dans les diverses sources qu'à titre tout à fait éventuel; enfin, dans les eaux sulfuro-carboniques de Telèse on n'observe la présence de bactéries que dans des conditions déterminées de pression et de teneur en CO_2.

Quant au rôle essentiel que jouent dans la nature ces micro-organismes répandus aussi pour la plupart dans le sol et les eaux des lieux habités, il consisterait à réduire les composés organiques complexes en combinaisons plus simples, telles que les nitrites et les nitrates, et à contribuer ainsi à la nutrition des végétaux en même temps qu'à l'épuration du sol.

Peut-être les eaux thermales offrent-elles un milieu peu favorable aux microbes pathogènes que l'air peut accidentellement y charrier; mais la cause principale, à mon sens, de l'innocuité des eaux thermales, en ce qui concerne les affections bactériennes, consiste, d'une part, en ce que les sources sont préservées toujours par un éloignement suffisant contre les infiltrations des fosses d'aisances ou des purins, et, d'autre part, en ce que l'accès des griffons est généralement peu praticable aux malades porteurs de germes infectieux, de sorte que les chances de souillure y sont en réalité extrêmement minimes.

B. *La thérapeutique thermale offre-t-elle des ressources curatives, en ce qui concerne les micro-organismes qu'on observe dans l'eau minérale?*

On peut distinguer actuellement dans la bactériothérapie trois méthodes dont les essais ont été très inégalement fructueux.

L'une d'elles se propose d'utiliser la *prédominance* d'une espèce déterminée dans le conflit de deux micro-organismes différents sur un même milieu de culture. Si, d'après les recherches de MM. Bouchard, Paulowsky, Emmerich et Solles, le bacille pyogénique, le pneumocoque et le streptocoque de Fehleisen peuvent enrayer l'infection charbonneuse ou même l'évolution d'une tuberculose expérimentale, — en revanche, les applications de cette méthode à la thérapeutique humaine n'ont pas donné les résultats qu'on en avait espérés, et les inhalations de bactérium termo, préconisées d'abord par Cantani, ont été bientôt abandonnées à la suite des insuccès constatés par la plupart des médecins qui en ont essayé la valeur, et surtout à la suite des expériences de MM. Flora et Maffuzzi, qui ont constaté que l'injection des cultures du bactérium termo n'enrayait nullement chez le cobaye l'évolution d'une tuberculose locale. Ces essais, qui n'ont concerné jusqu'ici que des espèces pathogènes, n'ont reçu d'ailleurs aucune application en thérapeutique hydro-minérale.

Une autre méthode bactériothérapique se propose d'utiliser les *produits d'excrétion* d'un micro-organisme pathogène déterminé, après avoir atténué sa virulence, afin de rendre le milieu humain ou expérimental chimiquement impropre à la végétation du même microbe doué de sa vitalité et de sa virulence intégrales. Cette seconde méthode, qui concerne encore exclusivement les espèces pathogènes, ne semble devoir également se prêter à aucune application en thérapeutique hydrominérale. (Quant à la médication hydro-sulfurée, elle ne me paraît pas devoir être rattachée actuellement à la bactériothérapie : le rôle des sulfuraires en tant que producteurs d'H_2S est, en effet, loin d'être établi aujourd'hui, puisque, d'après les récentes recherches de M. Winogradsky, ces organismes contribueraient à amoindrir la teneur en H_2S des sources sulfureuses.)

Reste une troisième méthode bactériothérapique qui peut intéresser plus directement la thérapeutique hydrominérale : c'est celle qui se propose d'utiliser, non plus les excrétions, mais les *sécrétions* des microbes. Les recherches de MM. Duclaux, Miller, Hueppe, Wortmann, Pick, etc., ont montré que la vitalité des bactéries se manifeste, entre autres phénomènes, par la formation des *diastases* qui rendent assimilables les différentes substances alimentaires dont ils doivent se nourrir. En dehors des levûres proprement dites (qui ne sont guère différenciées des autres microbes à cet égard qu'en raison de leur utilisation industrielle), un grand nombre déjà de micro-organismes, pathogènes ou non, ont permis d'isoler plusieurs diastases différentes. Telles sont l'amylase des bacilles putréfiants (Wortmann) et des microbes commensaux de la salive (Wignal et Miller), la sucrase du *bacillus subtilis* et des microbes de la salive (Wignal), la caséase des tyrothrix (Duclaux), du *pyocyaneus*, du *prodigiosus*, de l'*indicus*, etc.... (Sternberg et Rietsch), la diastase du *spirillum rugula* qui transforme la cellulose en sucre, celles de plusieurs microbes putréfiants qui peptonifient les albumines avant de les putréfier, etc. Tout récemment encore M. Pick a étudié avec soin le pouvoir saccharifiant de diverses bactéries pathogènes et de bactéries inoffensives qu'on trouve dans l'air et l'eau commune. Parmi ces dernières espèces, il en est qui peuvent vivre, sans doute, dans les eaux thermales et quelques-unes d'entre elles paraissent y avoir été déjà rencontrées, d'après les recherches effectuées au Mont-Dore.

A Vichy, le Dr Chantemesse a trouvé dans le puits Chomel un microcoque auquel il a reconnu des propriétés peptonisantes manifestes, et le Dr Frémont a recueilli, notamment dans les eaux de la Grande-Grille, un bacille mobile et surtout un micrococcus, dont il a étudié sur diverses substances albuminoïdes le pouvoir peptonifiant. Mais je dois faire observer que, d'après la lettre qu'il m'a écrite, cet auteur considère ses recherches comme encore inachevées actuellement, et que, d'une manière générale, les expériences font encore aujourd'hui défaut pour établir le rôle des diverses bactéries dans les cures hydrominérales.

La seule conclusion qu'on puisse formuler maintenant à ce sujet, c'est qu'en raison de la variété des diastases bactériennes, l'étude des micro-organismes inoffensifs qu'on rencontre communément dans l'air et dans l'eau peut présenter un réel intérêt au point de vue de leurs réactions à l'égard des milieux alimentaires. Si l'on songe, en outre, qu'une seule bactérie du vinaigre, par exemple, peut détruire en vingt-quatre heures jusqu'à 100 fois son poids d'alcool, on concevra que, malgré leurs difficultés techniques, les investigations bactériologiques méritent les efforts des médecins hydrologues, particulièrement auprès des stations indiquées dans les cas d'altérations des fonctions digestives.

C. *La thérapeutique thermale offre-t-elle des dangers, en ce qui concerne les micro-organismes qu'on observe dans les affections traitées par l'eau minérale ?*

Cette question, qui a été soulevée par M. Vallin en 1884, c'est-à-dire deux ans après la découverte de Koch, intéressait directement l'une des pratiques les plus importantes de la thérapeutique thermale, puisque les salles d'inhalation et de pulvérisation hydrominérales réunissent dans un même local des malades affectés de tuberculose et des malades indemnes de cette affection. Quelque temps auparavant, M. Niepce avait communiqué à l'Académie son premier Mémoire concernant l'action des eaux sulfurées sur le bacille de la tuberculose ; je reviendrai plus loin sur ce travail où, — après avoir rappelé les recherches de Celli et de Guarnieri (qui à Rome avaient constaté l'absence des bacilles de Koch dans l'air des chambres habitées par les phtisiques), — l'auteur concluait de ses expériences personnelles que les bacilles de la tuberculose meurent au contact du gaz sulhydrique dans l'atmosphère des salles d'inhalation d'Allevard. Peu de temps après que la question de la contagion de la tuberculose dans les salles d'inhalation eût été posée par M. Vallin et reproduite par d'autres médecins, entre autres par MM. Terrier et Notta, le Dr Cazalis fit observer, dans une note, qu'au sein de l'atmosphère humide des salles d'inhalation les bacilles enfermés dans la gangue visqueuse des crachats ne pouvaient pas se répandre dans la pièce, puisque les crachats, tombés par hasard sur le sol où la vapeur d'eau se condense, sont entraînés au dehors durant chaque lavage avant toute dessiccation possible. Avec le Dr J. Nicolas j'ai recueilli, par condensation au-dessus de la glace, dans des ampoules stérilisées, les vapeurs mélangées à l'air dans les salles d'inhalation du Mont-Dore, où venaient de séjourner pendant six heures les malades, à l'époque la plus chargée de la saison ; puis le Dr Nicolas a recueilli en outre l'eau mélangée de poussières condensées sur les murs ainsi que sur le sol ; les lames couvre-objets, les bouillons de culture et les cobayes inoculés avec ces produits ont été examinés dans les délais opportuns sous le contrôle de M. Cornil, et ils n'ont présenté aucune trace de bacilles tuberculeux.

Ces données se trouvent en quelque sorte corroborées par les expériences successives de MM. Sormani, Grancher, Straus, Dubreuille, Charrin, Karth, Cadéac et Malet, qui établissent l'absence de bacilles tuberculeux dans l'air expiré, et par les récents travaux du Dr Cornet (de Reichenhall), qui, en recherchant les bacilles tuberculeux, non plus dans l'air, mais dans les poussières des chambres de phtisiques, a vu régulièrement échouer les inoculations toutes les fois qu'il s'agissait de poussières provenant de chambres où les malades faisaient couramment usage de crachoirs.

En ce qui concerne les salles d'inhalation du Mont-Dore, ces données sont d'accord aussi avec les observations cliniques. Le Dr Mascarel et le Dr Geay ont fait remarquer, en effet, que, parmi les médecins et parmi le personnel de l'établissement, on n'avait jamais observé un seul cas de contagion tuberculeuse, et, de mon côté, en compulsant à deux reprises différentes à peu près toute la littérature médicale montdorienne publiée aussi bien avant la découverte de Koch que postérieurement, je n'ai pu trouver qu'une observation relative à une cure motivée d'abord par des accès d'asthme et plus tard par une tuberculose avancée, sans qu'aucun renseignement, du reste, indiquât à quel moment et dans quelles circonstances cette malade « d'un tempérament lymphatique » a été prise des accidents tuberculeux signalés dans cette note du Dr Boudant. A cette observation, jusqu'alors unique, je n'ai pu réunir que deux cas qui m'ont été communiqués oralement par le Dr Brochin et qui concernaient deux asthmatiques revenus aussi au Mont-Dore, à quelques années d'intervalle, avec des symptômes de phtisie et appartenant à une famille entachée préalablement de tuberculose. En recherchant l'histoire des malades qui ont été traités dans n'importe quelle localité pour une affection étrangère à la tuberculose, trouverait-on une seule station qui n'ait été traversée par aucun sujet devenu phtisique ultérieurement ? Il est tout au moins permis d'en douter.

Mais si l'ensemble des faits précédemment énoncés permet de conclure à l'innocuité des salles d'inhalation hydrominérale au point de vue de l'infection tuberculeuse, on peut encore se demander si, en dehors de ces salles, les stations thermales offrent à la contagion de la phtisie des conditions plus favorables que les autres villes ?

Là, comme partout ailleurs, les principaux facteurs de la destruction des microbes pathogènes sont : la dessiccation, l'oxygénation, la lumière et les processus de putréfaction ; là, en outre, sous l'influence des diverses pratiques hydrothérapiques, de la suspension des habitudes mauvaises, du climat de montagne (qui constituent un avantage commun à bon nombre de stations où sont traitées les affections tuberculeuses) et sous l'effet de diverses conditions physiques et psychiques que je n'ai pas à analyser en ce moment, on observe communément une stimulation générale de la circulation et de la nutrition ou une régularisation des principales fonctions de la vie végétative, qui font de l'organisme indemne de tuberculose un terrain, momentanément au moins, particulièrement réfractaire à l'installation du bacille. Il faut faire remarquer, en outre, que la contagion de la tuberculose, par la respiration, est loin d'être établie, en principe, et qu'elle est aujourd'hui sérieusement mise en doute par les auteurs les plus compétents, notamment par l'école de M. Pasteur.

Mais cette considération doit-elle être seule mise en cause? Je ne le pense pas.

Il me paraît inadmissible, d'une part, que toutes les générations de médecins qui se sont succédé dans ces thermes aient été jusqu'ici assez peu soucieux de leur dignité professionnelle pour n'avoir jamais donné l'alarme, s'ils avaient en réalité constaté des cas de tuberculose dûment imputables au séjour dans une station hydro-minérale ; et, d'autre part, parmi les praticiens étrangers à la médecine thermale, aucun de ceux que j'ai interrogés à cet égard ne m'a signalé dans sa clientèle un seul cas de contagion tuberculeuse réalisé vraisemblablement durant une cure hydrominérale.

Si donc la virulence des crachats tuberculeux exposés à l'air persiste, suivant les expériences de Toma, pendant un temps qui varie de 2 à 14 jours, et si les cas de contagion avérée, dans les stations fréquentées par des phtisiques, sont encore à chercher actuellement, la véritable explication de cette innocuité me paraît résulter de la difficulté même de cette infection. La contagion tuberculeuse, dont je suis loin de vouloir nier la réalité, me paraît exiger une véritable inoculation, et probablement une inoculation répétée, comme il en peut se produire seulement au cours de relations tout à fait intimes, constantes ou longtemps prolongées.

Il n'en est pas moins vrai que les malades des stations thermales ont droit aux surcroîts de précautions sanitaires propres à assurer la prophylaxie de la tuberculose, et que toutes ces localités doivent participer aux progrès de l'hygiène publique ainsi qu'aux applications des mesures de l'antisepsie préventive. Il convient donc d'y vulgariser, en dehors des salles d'inhalation, l'usage de crachoirs qu'on désinfecte chaque soir en les plongeant dans l'eau bouillante. On a inauguré récemment, dans certaines stations hivernales, l'emploi de l'étuve à 115° ; dans les stations thermales, où, d'une part, le séjour des baigneurs est beaucoup plus court, et où, d'autre part, la succession immédiate des malades dans les chambres d'hôtel rendrait à peu près impraticable l'application stricte des procédés réguliers de la désinfection domiciliaire, il me paraîtrait suffisant, en raison des recherches effectuées à Reichenhall, de désinfecter le plancher ou le tapis des chambres après le départ de chaque malade et de plonger dans l'eau bouillante les linges de toilette et de literie.

Si j'ai insisté un peu longuement sur cette question de la tuberculose aux eaux minérales, c'est qu'elle a été une des plus étudiées au point de vue des relations de la doctrine microbienne avec la thérapeutique thermale.

Parmi les autres affections d'origine plus ou moins nettement parasitaires qui sont justiciables du traitement hydrominéral, le rhumatisme et l'impaludisme ne prêtent à aucune considération du même genre, car ces affections ne paraissent guère être contagieuses; la syphilis, en raison de ses modes particuliers de contamination, peut imposer dans certains cas des mesures de précaution spéciales, mais qui ne diffèrent en rien de celles qu'on devait déjà observer avant la vulgarisation des théories microbiennes. Quelques autres maladies d'origine infectieuse, comme certaines diarrhées chroniques, par exemple, peuvent nécessiter aussi l'emploi de mesures antiseptiques, ordinairement individuelles, mais qui ne me semblent pas intéresser d'une manière spéciale la thérapeutique thermale.

Les fièvres éruptives, telles que la fièvre typhoïde ou la rougeole, ne sont pas des affections soumises au traitement hydrominéral, qui n'en a guère à combattre que les suites à une époque où généralement la contamination n'est plus à redouter.

Il n'en est plus de même de la coqueluche, dont la période contagieuse peut se prolonger très longtemps ; pour les cas de ce genre, l'installation de pavillons d'isolement, aussi bien dans l'établissement thermal qu'au dehors, pourra rendre de réels services. Cette installation se trouverait en outre motivée par l'usage qu'on en pourrait faire, ainsi que l'a fait ressortir M. Bouloumié, dans les cas de maladies contagieuses diverses qui pourraient surgir inopinément pendant la saison des cures hydrominérales.

D. *La thérapeutique thermale offre-t-elle des ressources curatives en ce qui concerne les micro-organismes qu'on observe dans les affections traitées par l'eau minérale ?*

Bien que plusieurs maladies d'origine microbienne, telles que diverses affections suppuratives, des diarrhées chroniques, l'ozène, certaines pneumonies ou pleurésies infectieuses, la coqueluche, etc., soient, à des stades variables de leur évolution, soumises au traitement hydrominéral, je ne vois guère encore que la tuberculose qui ait servi de sujet à des recherches bactériologiques sur l'action des eaux thermales. Et, parmi les principes minéralisateurs auxquels on a attribué une action immédiate sur les bactéries, je ne trouve encore que l'hydrogène sulfuré qui ait donné lieu, en thérapeutique hydrominérale, à l'expérimentation directe à l'aide des procédés microbiologiques.

Dans une série de mémoires, imprimés à diverses époques, le docteur Niepce a publié le résultat de ses expériences personnelles, qu'on peut répartir en deux groupes. Ses conclusions relatives à la recherche des bacilles tuberculeux dans les diverses pièces où séjournent des phtisiques sont d'accord avec toutes les expériences qui ont été rappelées précédemment, notamment avec les récentes recherches de M. Cornet; ses conclusions relatives à l'action spéciale du traitement d'Allevard peuvent se résumer dans la puissance microbicide attribuée à l'acide sulfhydrique fourni par l'eau minérale, à l'exclusion des autres principes gazeux qui s'y trouvent associés. N'ayant fait aucune expérience personnelle sur la valeur antibacillaire des inhalations d'Allevard, et n'ayant connaissance d'aucune autre recherche entreprise dans ces thermes, soit à l'appui, soit à l'encontre des résultats énoncés par M. Niepce, je ne saurais, naturellement, ni confirmer ni infirmer les conclusions précédemment formulées.

En dehors des inhalations d'Allevard, l'acide sulfhydrique dégagé par des eaux thermales a été expérimenté encore contre la tuberculose et contre d'autres affections microbiennes (telles que la coqueluche notamment) sous la forme de lavements gazeux. Cette méthode qui, par l'emploi des eaux naturelles sulfurées, peut être rattachée à la thérapeutique hydrominérale, et qui a été préconisée par M. Bergeon, a donné aux médecins qui l'ont expérimentée dans divers pays des résultats cliniques assez variables. La plupart des auteurs cependant s'accordent à lui reconnaître une efficacité passagère à l'égard de quelques symptômes et en particulier de la toux et de la dyspnée; mais il est à remarquer que presque tous, même parmi les praticiens qui signalent les améliorations ainsi obtenues, déclarent avec MM. Chantemesse, Fraentzel, Bruen, Jackson, Pepper, Griffits et d'autres encore, n'avoir constaté aucune diminution dans la teneur bacillaire des crachats. Si quelques rares expérimentateurs ont pu noter la disparition des bacilles dans les expectorations, la divergence de ces résultats me paraît trouver une explication plausible, plutôt dans la vitalité et la virulence variables des bacilles que (suivant une opinion trop généralement acceptée) dans la présence ou l'absence des spores, dont l'existence est actuellement encore problématique.

Quant aux eaux arsénicales, elles n'ont donné lieu jusqu'ici, à ma connaissance du moins, à aucune étude expérimentale de ce genre; et, pour ce qui concerne la tuberculose en particulier, les travaux du docteur

Villemin établissent d'ailleurs que l'acide arsénieux, à la dose de 10 milligrammes pour 5 grammes de gélose, n'entrave en rien le développement des bacilles de Koch.

Le docteur Tardieu a émis incidemment, et à titre d'hypothèse, l'idée que certains résultats heureux de la cure montdorienne pourraient être attribués à la décomposition d'un fluorure ou d'un fluosilicate dans l'eau qui s'échappe des griffons, mais je ne saurais citer aucune recherche bactériologique, relative aux eaux du Mont-Dore, qui fournisse un point d'appui expérimental à cette opinion.

Quels que soient les principes antiseptiques qu'on puisse déceler dans les eaux thermales, l'expérience démontre qu'il faut généralement des doses considérables de ces substances microbicides pour tuer le bacille spécifique dans les cultures artificielles ; il ne faut pas oublier qu'en outre le bacille est protégé, dans les voies respiratoires, par une couche de mucosités plus ou moins épaisse ; et il faut se rappeler surtout que, sur le milieu vivant où ils ont trouvé les conditions biologiques nécessaires ou propices à leur développement et convenant en quelque sorte spécifiquement à leurs besoins physiologiques d'organismes parasitaires, la plupart des microbes pathogènes présentent une vitalité, et, par suite, une résistance plus énergique, qui peut d'ailleurs être jusqu'à un certain point indépendante de leurs fonctions virulentes.

Pour ma part, dans les cas heureux où l'évolution de la tuberculose est demeurée enrayée depuis plusieurs années, j'ai toujours été frappé de voir les symptômes cliniques s'amender ou même, ainsi que j'ai pu parfois le constater et le faire constater par d'autres médecins, disparaître plusieurs mois ou plusieurs années avant que les bacilles aient totalement disparu de l'expectoration, alors que celle-ci était devenue presque exceptionnelle.

Les substances antiseptiques dont la présence a été reconnue dans certaines eaux minérales peuvent-elles exercer directement une action antibactérienne sur les microbes les moins résistants, tels que ceux de la suppuration, qui s'installent secondairement dans les lésions spécifiques (comme celles de la tuberculose pulmonaire ou de certaines entérites par exemple), et peuvent-elles atténuer ainsi directement l'infection primitive en restreignant les troubles septicémiques souvent imputables à ces associations bactériennes ? Je ne connais aucune expérience entreprise à ce point de vue, en thérapeutique thermale.

Mais si l'on ne saurait compter, en tout cas, sur la valeur microbicide des substances contenues dans les eaux thermales à l'égard des organismes pathogènes, en revanche l'expérimentation et l'observation cliniques établissent que la plupart des traitements hydrominéraux exercent une influence réelle sur l'activité des diverses fonctions de l'économie et, par conséquent, sur les combustions ou plutôt sur les échanges intra-organiques. Et si l'on ne sait pas encore exactement de quelle nature sont les anomalies chimiques qui fournissent aux microbes pathogènes les conditions physiologiques propices ou nécessaires à leur évolution biologique, l'expérimentation a démontré, du moins, que des déviations minimes des réactions qui s'effectuent sans cesse dans l'intimité des tissus exercent une influence incontestable sur la réceptivité d'un organe déterminé à l'égard des divers microbes ou sur la prospérité des microbes qui y ont été préalablement installés. Or ces réactions intimes des cellules sont essentiellement mobiles, et c'est même en raison de la variabilité presque indéfinie des échanges moléculaires qui constituent la vie du protoplasma, qu'on ne parviendra que difficilement à connaître dans leurs détails les processus de la chimie intracellulaire. On sera donc obligé longtemps, sinon toujours, en l'absence d'une précision suffisante dans les données fondamentales de la chimie biologique, de s'en remettre, en thérapeutique, aux notions moins absolues de l'observation clinique et expérimentale. Cette dernière a montré quel rôle décisif peut jouer, à l'égard du parasitisme microbien, l'introduction ou la formation dans l'économie de certains produits, si peu abondants et si peu stables qu'on peut à peine les analyser; je me contenterai de rappeler à ce sujet les expériences de MM. Roux et Nocard montrant qu'à l'instar des produits de secrétion du *bacillus prodigiosus*, l'acide lactique (analogue à l'acide sarcolactique qui se forme si facilement dans les muscles en acivité) suffit pour abolir la résistance habituelle du lapin contre le charbon symptomatique.

Tout dernièrement encore, le rôle du système nerveux à l'égard de la réceptivité des infections microbiennes a été mis en évidence par les expériences de MM. Charrin et Ruffier, qui ont démontré directement l'influence des altérations nerveuses sur l'infection pyocyanique. Sans doute, ces auteurs ne peuvent préciser encore la part qui revient au trouble trophique affaiblissant la nutrition des éléments anatomiques innervés par le nerf lésé, aux changements physiques survenus dans les conditions de température (par exemple, à l'altération circulatoire entraînant un drainage incomplet des produits de désassimilation ou une irrigation insuffisante à l'oxygénation des tissus), à des modifications chimiques telles que des anomalies dans la consommation ou la production du sucre, etc.; ces travaux n'en démontrent pas moins l'importance incontestable du rôle que joue la disposition, habituelle ou momentanée, du système nerveux à l'égard du développement des affections microbiennes.

D'autre part, aussi, l'influence des conditions de la température, de l'alimentation, de l'état de l'économie générale, sur l'activité des fonctions phagocytiques de certaines cellules a été mise en relief directement, après les travaux de M. Metschnikow, par les recherches de MM. Holmfeld, Gummlaere, etc. ; et les expériences, en partie déjà anciennes, de MM. Wargunin et Trudeau, sur des animaux soumis à des infections bactériennes semblables et placés dans des conditions d'hygiène différentes, ont fourni une démonstration directe de la résistance variable de l'organisme dans sa lutte contre des infections microbiennes réalisées suivant qu'on le maintient ou non dans les circonstances favorables à l'activité physiologique de ses diverses fonctions. Aussi peut-on conclure, avec M. Dujardin-Beaumetz, que la virulence de l'infection est la résultante de la vitalité relative, et j'ajouterai volontiers ici momentanée de l'agent infectieux et de l'organisme infecté.

Il ne me paraît donc pas nécessaire, pour expliquer les résultats heureux de la thérapeutique thermale dans les affections bactériennes qui en sont tributaires, d'invoquer la présence dans l'eau minérale de principes antiseptiques et l'action microbicide de substances dont la puissance antibacillaire est en général sujette à discussion ; l'influence du traitement hydrominéral sur la nutrition, sur la circulation, sur la régularisation du système nerveux végétatif, me paraît suffire, en tenant compte de ses manifestations plus ou moins spécialisées sur les divers appareils organiques, pour permettre de concevoir comment des stations thermales différentes peuvent entraver le développement d'infections microbiennes parfois identiques en augmentant la résistance du terrain, tantôt à l'aide d'une stimulation locale ou générale, tantôt à l'aide d'une sédation de l'appareil nerveux ou vasomoteur, tantôt encore à l'aide de modifications chimiques du milieu alimentaire ; suivant les cas, en effet, la médication hydrominérale contribue plus ou moins directement à la régularisation d'une fonction plus spécialement altérée sous l'influence de l'invasion microbienne ; elle peut concourir ainsi à y ramener les échanges moléculaires normaux qui, par leurs réactions physiologiques, peuvent reproduire dans l'organisme un milieu défavorable à l'installation ou à l'évolution des bactéries infectieuses.

C'est donc, à mon sens, d'une part, l'étude expérimentale et clinique des troubles fonctionnels provoqués par le développement des microbes pathogènes, et d'autre part, la recherche expérimentale et clinique des ressources thérapeutiques de chacune des stations thermales à l'égard de ces altérations fonctionnelles ou de leurs associations, qui pourront servir de base aux véritables indications du traitement hydrominéral dans les affections microbiennes.

<hr>

ÉVREUX, IMPRIMERIE DE CHARLES HÉRISSEY

PUBLICATIONS DU MÊME AUTEUR

Etude sur les bronchites dans leurs rapports avec les maladies constitutionnelles, J.-B. Baillière, 1882.

Observation de broncho-pneumonie aiguë chez un diabétique, suivie de quelques réflexions sur l'action des eaux du Mont-Dore dans les cas de diabète, J.-B. Baillière, 1886.

Des théories pathogéniques de l'asthme, J.-B. Baillière, 1887.

De l'obésité, in *Union médicale* (juin 1885), n°s 84 et 85.

Sur les nouveaux moyens de diagnostic de la fièvre typhoïde proposés en Allemagne, in *Union médicale* (avril 1886), n° 47.

Menace d'avortement due à une excitation réflexe provoquée par la présence d'un ascaride lombricoïde, in *Gazette hebdomadaire* (août 1887, n° 31.)

Du besoin d'oxygène (compte rendu analytique), in *Journal des connaissances médicales*, 1888, n°s 10, 11, 12.

ÉVREUX, IMPRIMERIE DE CHARLES HÉRISSEY